# CONTENTS

DR. GABRIELE BURACCHI

# MALADIE DE

# PARKINSON

## LE PRÉVENIR ET LE TRAITER AVEC DES MÉTHODES NATURELLES

**Série :**

**CONNAÎTRE SON CORPS Volume 1**

# Dr Gabriele Buracchi Nutritionniste et Psychologue

# LA MALADIE DE PARKINSON. QU'EST-CE QUE C'EST

La **maladie de Parkinson** (MP), est une pathologie neurodégénérative qui affecte le système nerveux central, principalement liée à la dégénérescence de cellules nerveuses situées dans une zone profonde du cerveau ( *substantia nigra* ) qui produisent le neurotransmetteur dopamine, responsable de l'activation des circuits qui contrôlent le mouvement et l'équilibre.

La MP entre dans la catégorie des troubles du mouvement, caractérisés par l'apparition de symptômes moteurs, tels qu'une diminution du mouvement (bradykinésie ), des tremblements au repos, lenteur et rigidité et associés à une instabilité de la posture et/ou de la démarche.

La MP est donc une maladie dégénérative à évolution lente et progressive.

Les premiers symptômes apparaissent lorsque 60 à 80 % des cellules productrices de dopamine sont endommagées.

Il s'agit de la deuxième maladie neurodégénérative la plus répandue, après la maladie d'Alzheimer.

Sa prévalence est très variable à travers le monde, avec des estimations allant de 15 malades pour 100 000 habitants en Chine, et entre 150 et 200 malades pour 100 000 habitants en Europe et en Amérique du Nord.

Selon les dernières données du ministère de la Santé, environ 230 000 personnes sont touchées par cette maladie en Italie. 70 % ont plus de 65 ans, environ 5 % ont moins de 50 ans.

On compte 272 500 malades en France, et 25 000 nouveaux cas se déclarent chaque année. Contrairement à une idée reçue, la maladie de Parkinson n'est pas une maladie de personnes âgées puisque presque un malade sur deux est, diagnostiqué à 58 ans en moyenne, c'est-à-dire encore en âge d'exercer une activité. 17% des malades ont moins de 50 ans

En raison du vieillissement de la population, le nombre de cas devrait doubler d'ici au 2030.

L'âge moyen d'apparition est d'environ 60 ans et la majorité des personnes à risque se situent donc dans la tranche d'âge comprise entre 50 et 70 ans.

La MP est légèrement plus fréquente chez les hommes, avec une incidence 1,5 à 2 fois plus élevée que chez les femmes.

La maladie de Parkinson est causée par la perte de cellules nerveuses dans une partie du cerveau appelée *substance nigra*.

Ces cellules contrôlent la production de dopamine, une substance qui, entre autres, aide à contrôler les mouvements dans le corps, mais lorsque les cellules sont endommagées, moins de dopamine est produite.

L'annexe parle en détail de la dopamine.

Cette condition n'est pas mortelle, mais peut provoquer des symptômes graves qui affectent les mouvements et la mobilité quotidiens.

Les symptômes caractéristiques comprennent des tremblements et des problèmes de démarche et d'équilibre.

Ces symptômes se développent parce que la capacité du cerveau à communiquer est altérée.

# LA GÉNÉTIQUE DU PARKINSON

Une étude de 2020 [1] qui impliquait 1676 personnes atteintes de la maladie de Parkinson en Chine continentale a suggéré que les gènes jouent un rôle dans le développement de la maladie.

On estime que [2] du10 au 15 pour cent des personnes atteintes de la maladie de Parkinson ont des antécédents familiaux de cette maladie.

En fait, un certain nombre de [3] gènes spécifiques ont été associés au développement de la maladie de Parkinson.

Comment la génétique affecte-t-elle la maladie de Parkinson dans certaines familles ?

Selon *Genetics Home Reference* [4], une voie possible passe par la mutation des gènes responsables de la production de dopamine et de certaines protéines essentielles au fonctionnement du cerveau.

Quelques recherches [5]plus récentes de 2021, indiquent que les traitements pourraient potentiellement être adaptés au patrimoine génétique spécifique d'une personne.

Cependant, des recherches plus approfondies sur les formes génétiques de la maladie doivent d'abord être menées.

## *CAUSES ENVIRONNEMENTALES DE LA MALADIE DE PARKINSON*

Certaines données suggèrent que l'environnement pourrait jouer un rôle dans la maladie de Parkinson.

L'exposition à certains produits chimiques a été suggérée comme un lien possible avec cette maladie.

Ces inclure :

**-pesticides tels que les insecticides**

**-herbicides**

**-fongicides**

Il est également possible que l'exposition à l'agent orange soit liée à la maladie de Parkinson, selon *VA Health Care* [6].

La maladie de Parkinson a également été potentiellement liée à la consommation d'eau de puits dans certaines études antérieures, comme celle [7] de 2009.

Cependant, une étude nationale de 2020 suggère que ce n'est peut-être pas le cas.

Des recherches supplémentaires sont nécessaires pour

déterminer si l'eau de puits est associée à un risque accru.

Certaines recherches, comme une étude menée en 2020 au Maroc, associent également la consommation excessive de manganèse, un oligo-élément nécessaire, à un risque élevé de maladie de Parkinson.

Cependant, toutes les personnes exposées à ces facteurs environnementaux ne développent pas la maladie de Parkinson.

Certains chercheurs, comme l'auteur d'une étude [8] de 2017, émettent l'hypothèse qu'une combinaison de facteurs génétiques et environnementaux est à l'origine de la maladie de Parkinson.

## CORPS DE LEWY

Corps de Lewy sont des amas anormaux de protéines présents dans le tronc cérébral des personnes atteintes de la maladie de Parkinson.

Ces amas contiennent une protéine que les cellules sont incapables de décomposer.

Ils entourent les cellules cérébrales et perturbent ainsi le fonctionnement du cerveau.

Les amas de corps de Lewy provoquent la dégénérescence du cerveau au fil du temps.

Cela entraîne une diminution de la coordination motrice

chez les personnes atteintes de la maladie de Parkinson.

## PERTE DE DOPAMINE

La dopamine est un neurotransmetteur chimique qui aide à transmettre des messages entre différentes parties du cerveau.

Chez les personnes atteintes de la maladie de Parkinson, les cellules qui produisent la dopamine sont altérées.

Sans un apport adéquat de dopamine, le cerveau est incapable d'envoyer et de recevoir correctement des messages.

Cette perturbation affecte la capacité du corps à coordonner les mouvements et entraîne des problèmes de marche et d'équilibre.

## FACTEURS D'ÂGE ET DE SEXE

Le vieillissement joue également un rôle dans la maladie de Parkinson.

L'âge avancé est le facteur de risque le plus important de développer la maladie de Parkinson.

Les scientifiques pensent que les fonctions cérébrales et dopaminergiques commencent à décliner à mesure que le corps vieillit, selon une étude [9] de 2016.

Cela rend la personne plus vulnérable à la maladie de Parkinson.

Le sexe d'une personne peut également jouer un rôle dans la maladie de Parkinson.

Selon une étude [10] de 2014, les hommes sont plus susceptibles de développer la maladie de Parkinson que les femmes.

La maladie semble également être plus agressive chez les hommes, selon une revue [11] à partir de 2019.

Certains chercheurs, auteurs d'une recherche de 2015 [12], examinent si les différences spécifiques au sexe diminuent avec l'âge.

## LA RECHERCHE FUTURE

Bien qu'il existe quelques indices sur les raisons pour lesquelles la maladie se développe, il reste encore beaucoup de choses inconnues.

Un diagnostic et un traitement précoces sont essentiels pour minimiser les symptômes de la maladie de Parkinson.

Les technologies avancées telles que la recherche génétique, la recherche sur les cellules souches et l'utilisation de facteurs dits neurotrophiques pour raviver les cellules cérébrales sont prometteuses pour la recherche exploratoire.

Bien que les traitements puissent aider à gérer les symptômes de la maladie de Parkinson et à améliorer la qualité de vie, aucun remède n'a encore été trouvé.

Et des recherches supplémentaires sont nécessaires pour identifier le rôle exact que jouent la génétique et l'environnement dans l'apparition de cette maladie.

# LES 5 PHASES DE LA MALADIE DE PARKINSON

La maladie de Parkinson, également connue sous le nom de Parkinsonisme, se caractérise par la présence de certains symptômes reconnaissables.

Ces symptômes comprennent agitation ou des tremblements incontrôlables, un manque de coordination motrice et des difficultés à parler.

Cependant, les symptômes varient et peuvent s'aggraver à mesure que la maladie progresse.

Les principaux symptômes de la maladie de Parkinson comprennent :

**-agitation et tremblements incontrôlables**

**-un ralentissement des mouvements ( bradykinésie )**

**- des difficultés d'équilibre et d'éventuelles difficultés à se tenir debout**

**- raideur dans les membres**

De nombreux médecins qui diagnostiquent ce trouble cérébral s'appuient sur l' échelle d'évaluation de Hoehn et Yahr pour classer la gravité des symptômes.

L'échelle est divisée en cinq étapes en fonction de la progression de la maladie.

Les cinq étapes permettent d'évaluer l'avancée de la maladie.

## *ÉTAPE 1*

Le stade 1 est la forme la plus bénigne de la maladie de Parkinson.

À ce stade, même s'il peut y avoir certains symptômes, ils ne sont pas suffisamment graves pour interférer avec les activités quotidiennes et le mode de vie en général.

En fait, les symptômes à ce stade sont si minimes qu'ils ne sont pas facilement identifiables.

Mais votre famille et vos amis peuvent remarquer des changements dans votre posture, votre démarche ou vos expressions faciales.

Un symptôme distinctif de la maladie de Parkinson de stade 1 est que les tremblements et autres difficultés de mouvement sont généralement exclusifs à un côté du corps.

Les médicaments prescrits peuvent être efficaces pour minimiser et réduire les symptômes à ce stade.

## *ÉTAPE 2*

Le stade 2 est considéré comme une forme modérée de

la maladie de Parkinson et les symptômes sont beaucoup plus visibles que ceux du stade 1.

La raideur et les tremblements peuvent être plus visibles et des changements dans les expressions faciales peuvent survenir.

Si la raideur musculaire prolonge la réalisation de l'action, la phase 2 ne compromet pas l'équilibre.

Des difficultés à marcher peuvent apparaître ou s'accentuer, et la posture de la personne peut commencer à changer.

Les personnes à ce stade ressentent des symptômes des deux côtés du corps (même si un côté peut être peu affecté) et ont parfois des difficultés à parler.

La plupart des personnes atteintes de la maladie de Parkinson de stade 2 peuvent encore vivre seules, même si elles peuvent constater que certaines tâches prennent plus de temps à accomplir.

La progression du stade 1 au stade 2 peut prendre des mois, voire des années.

Et il n'existe aucun moyen de prédire la progression individuelle.

## ÉTAPE 3

Le stade 3 est le stade intermédiaire de la maladie de Parkinson et marque un tournant majeur dans la progression de la maladie.

De nombreux symptômes sont les mêmes qu'au cours de la phase 2, mais vous êtes désormais plus susceptible de ressentir une perte d'équilibre et une diminution des réflexes.

Les mouvements deviennent globalement plus lents.

C'est pourquoi les chutes deviennent plus fréquentes au stade 3.

La maladie de Parkinson affecte considérablement les activités quotidiennes à ce stade, mais les gens sont toujours capables de les accomplir. Les médicaments associés à l'ergothérapie peuvent aider à réduire les symptômes.

## ÉTAPE 4

L'indépendance sépare les personnes atteintes de la maladie de Parkinson au stade 3 de celles au stade 4. Au stade 4, il est possible de se tenir debout sans aide.

Cependant, le déplacement peut nécessiter l'utilisation d'une marchette ou d'un autre type d'appareil fonctionnel.

De nombreuses personnes sont incapables de vivre seules à ce stade de la maladie de Parkinson en raison de temps de mouvement et de réaction considérablement réduits.

Vivre seul au stade 4 ou plus peut rendre de nombreuses activités quotidiennes impossibles et peut être dangereux.

## ÉTAPE 5

Le stade 5 est le stade le plus avancé de la maladie de Parkinson.

Une raideur avancée affectant les jambes peut également provoquer un gel des pieds, rendant impossible la position debout ou la marche.

À ce stade, les personnes ont besoin de fauteuils roulants et sont souvent incapables de se tenir debout sans tomber.

Des soins 24 heures sur 24 sont nécessaires pour prévenir les chutes.

Jusqu'à 50 % des personnes [13] aux stades 4 et 5 éprouvent de la confusion, des hallucinations et des délires.

Les hallucinations font référence au fait de voir des choses qui n'existent pas, tandis que les illusions font référence au moment où la personne croit à des choses qui ne sont pas vraies, même lorsque des preuves ont été présentées que cette croyance est fausse.

La démence est également courante [14], touchant entre 50 et 80 pour cent des personnes atteintes de la maladie de Parkinson, selon l' Association Alzheimer .

Les effets secondaires des médicaments à ces stades ultérieurs [15] peuvent souvent contrebalancer les avantages.

# SYSTÈME D'ÉVALUATION ALTERNATIF

Une plainte concernant le système d'évaluation de Hoehn et Yahr est qu'il se concentre exclusivement sur les symptômes du mouvement.

Il existe d'autres types de symptômes associés à la maladie de Parkinson, comme la déficience intellectuelle.

Pour cette raison, de nombreux spécialistes préfèrent utiliser l'échelle d'évaluation unifiée de la maladie de Parkinson MDS [16].

Ce système d'évaluation pose 50 questions complètes sur les symptômes moteurs et non moteurs.

Il permet d'évaluer les difficultés cognitives pouvant compromettre les activités quotidiennes et l'efficacité du traitement.

Cette échelle est beaucoup plus compliquée, mais elle est aussi plus approfondie.

Cela permet d'avoir une vision plus complète de l'état de santé global de la personne plutôt que de se limiter aux seuls symptômes moteurs.

## SYMPTÔMES NON MOTEURS

Les symptômes moteurs tels que la raideur musculaire et les tremblements sont les plus couramment utilisés pour évaluer la progression de la maladie de Parkinson.

Cependant, les symptômes non moteurs sont également fréquents.

Certaines personnes développeront ces symptômes des années avant de développer la maladie de Parkinson, tandis que d'autres les développeront plus tard.

La plupart des personnes atteintes de la maladie de Parkinson présenteront également des symptômes non moteurs.

Les symptômes non moteurs comprennent :

**-des changements cognitifs, tels que des difficultés de mémoire ou de planification, ou un ralentissement de la réflexion**

**-des troubles de l'humeur tels que l'anxiété et la dépression**

**-des troubles du sommeil comme l'insomnie**

**-fatigue**

**-constipation**

**-mauvaise vue**

**-problèmes d'élocution et de déglutition**

**-difficulté avec le sens de l'odorat**

Les symptômes non moteurs peuvent nécessiter un traitement supplémentaire chez de nombreuses personnes.

Ces symptômes peuvent évoluer à mesure que la maladie progresse.

# LA MALADIE DE PARKINSON EST-ELLE MORTELE ?

La maladie de Parkinson en elle-même ne provoque pas la mort.

Cependant, les symptômes liés à la maladie de Parkinson ils peuvent être mortels.

Par exemple, les blessures causées par une chute ou des problèmes liés à la démence peuvent être mortelles.

Certaines personnes atteintes de la maladie de Parkinson ont des difficultés à avaler.

Cela peut conduire à une pneumonie *ab ingestis.*

Cette condition est causée par l'inhalation de nourriture ou d'autres corps étrangers dans les poumons.

## *CE QUI PEUT ÊTRE FAIT*

À ce jour, il n'existe aucun remède définitif à la maladie de Parkinson.

De plus, il n'y a pas de cause connue précise.

Cela est probablement dû à une combinaison de susceptibilité individuelle et de facteurs environnementaux.

La plupart des cas de maladie de Parkinson surviennent sans lien génétique.

Selon une étude [17] publiée en 2012, seulement 10 % des patients atteints de la maladie de Parkinson déclarent avoir un membre de leur famille atteint de la maladie.

De nombreuses toxines sont suspectées et ont été étudiées, mais aucune substance ne peut être associée de manière fiable à la maladie de Parkinson.

Cependant, des recherches sont en cours.

On estime que deux fois plus d'hommes que de femmes sont atteints de la maladie [18].

En fin de compte, comprendre les symptômes moteurs et non moteurs de la maladie de Parkinson peut nécessiter un diagnostic précoce et donc un traitement précoce, ce qui peut améliorer la qualité de vie.

Connaître vos facteurs de risque personnels peut aider à détecter les symptômes dès les premiers stades.

Nous devons garder à l'esprit que toutes les personnes ne progressent pas vers les stades les plus graves de la maladie de Parkinson.

La maladie peut varier considérablement d'un individu à l'autre.

# QUEL EST LE MEILLEUR ALIMENTATION POUR LA MALADIE DE PARKINSON ?

La maladie de Parkinson touche un demi-million de personnes en Italie.

Les symptômes varient d'une personne à l'autre, mais comprennent généralement des spasmes musculaires, des tremblements et des douleurs musculaires.

Les causes et les déclencheurs qui déclenchent la maladie de Parkinson sont encore à l'étude [19].

Voyons maintenant comment la nutrition peut influencer les personnes atteintes de la maladie de Parkinson et quels aliments peuvent aider ou aggraver les symptômes.

## LE RÔLE DE L'ALIMENTATION DANS LA MALADIE DE PARKINSON

La **lévodopa** ( Sinemet ) et la **bromocriptine** ( Parlodel ) sont des médicaments courants que de nombreuses personnes atteintes de la maladie de Parkinson prennent pour gérer leurs symptômes.

Cependant, aucun traitement ne pourra arrêter complètement les symptômes [20].

Puisqu'il n'existe aucun remède contre la maladie de Parkinson et que les médicaments prescrits pour gérer les symptômes ont parfois des effets secondaires graves, certaines personnes peuvent être intéressées par des remèdes alternatifs [21],[22]

Les premières recherches suggèrent que certains changements alimentaires peuvent aider à soulager les symptômes chez au moins certaines personnes.

Comme cette condition est étroitement liée au manque de cellules dopaminergiques dans le corps, les chercheurs recherchent des moyens d'augmenter naturellement la dopamine par l'alimentation [23],[24],[25]

De plus, les symptômes secondaires de la maladie de Parkinson, tels que la démence et la confusion, peuvent s'améliorer grâce à des changements de mode de vie tels que l'alimentation et l'exercice [26],[27],[28].

Les aliments riches en antioxydants peuvent également contribuer à réduire le stress oxydatif dans le cerveau, qui pourrait être responsable d'une partie du déclin mental observé dans la maladie de Parkinson [29],[30].

Le régime alimentaire peut également être en mesure de

soulager la constipation - un autre symptôme potentiel - grâce à des suppléments de fibres et des probiotiques, bien que les recherches soient mixte [31],[32],[33]

Enfin, la prise de magnésium peut soulager les crampes musculaires pouvant survenir dans la maladie de Parkinson.

En fait, on pense que de faibles niveaux de ce minéral contribuent au développement de la maladie de Parkinson, le magnésium reste donc important [34],[35].

Dans l'ensemble, des recherches supplémentaires sont nécessaires.

## ALIMENTS QUI PEUVENT AIDER
## CONTRE LA MALADIE DE PARKINSON

Certaines recherches se concentrent sur les protéines, les flavonoïdes et les bactéries intestinales pour améliorer les symptômes de la maladie de Parkinson, mais les recherches sont en cours [36],[37].

Des recherches plus approfondies ont montré que les régimes riches en antioxydants peuvent avoir des effets bénéfiques sur la protection du cerveau et ralentir la progression de la maladie chez les personnes âgées [38],[39]

## ANTIOXYDANTS

Les antioxydants protègent contre le stress oxydatif,

qui est un déséquilibre d'antioxydants et de composés instables appelés radicaux libres qui se produit dans la maladie de Parkinson [40],[41].

Les aliments suivants contiennent de grandes quantités d'antioxydants [42]:

**-Noix :** noix, amandes, noix du Brésil, noix de pécan et pistaches

**-Baies :** myrtilles, mûres, baies de goji , myrtilles et sureau

**-Légumes morelle :** tomates, poivrons et aubergines

**-Légumes à feuilles vertes :** épinards et chou frisé

Une alimentation à base de plantes riche en ces types d'aliments peut fournir l'apport le plus élevé d'antioxydants [43].

Les chercheurs étudient également un traitement antioxydant pour la maladie de Parkinson.

## *FÈVES*

Certaines personnes mangent des fèves pour traiter la maladie de Parkinson, car elles contiennent de la lévodopa, le même composé que celui utilisé dans certains médicaments contre la maladie de Parkinson.

## *OMÉGA 3*

Les acides gras oméga-3, qui sont des types de graisses

saines, peuvent aider à améliorer la fonction cérébrale des personnes atteintes de la maladie de Parkinson.

Ces graisses se trouvent dans les aliments [44],[45] tels que :

-**saumon non élevé**

-**maquereau et poisson bleu**

-**flétan**

-**huîtres**

-**graines de soja**

-**graine de lin**

-**haricots rouges**

Logiquement, certaines recherches mettent en avant l'utilité du régime méditerranéen qui est par nature riche en antioxydants et en Oméga 3 [46],[47]

## CERTAINS ALIMENTS RICHES EN NUTRIMENTS

Il a été démontré que la malnutrition est un facteur de risque de déclin mental.

De plus, les personnes atteintes de la maladie de Parkinson sont plus susceptibles de souffrir de malnutrition [48],[49].

Voici quelques sources alimentaires de nutriments dont de nombreuses personnes atteintes de la maladie de Parkinson sont déficientes[50] :

-**Fer :** épinards, bœuf, tofu et

**-Vitamine B1 :** porc, haricots, lentilles et petits pois

**-Zinc :** grains entiers, viande rouge, huîtres et poulet

**-Vitamine D :** saumon, thon, produits laitiers et huile de foie de morue

**-Calcium :** produits laitiers, légumes à feuilles vertes et produits à base de soja

# ALIMENTS À ÉVITER AVEC LA MALADIE DE PARKINSON

Vous voudrez peut-être éviter ou limiter votre consommation de certains aliments si vous souffrez de la maladie de Parkinson.

## ALIMENTS RICHES EN GRAISSES SATUREES

Bien que le rôle spécifique des graisses saturées dans la maladie de Parkinson soit encore à l'étude, les recherches suggèrent qu'une consommation élevée de ces types de graisses dans l'alimentation peut augmenter le risque de cette maladie [51].

En général, les régimes riches en graisses saturées ont été associés à des maladies chroniques telles que les maladies cardiaques.

Si vous souhaitez donc continuer à consommer ces graisses, il est conseillé de le faire de manière modérée [52].

Certains aliments riches en graisses saturées, donc à réduire ou mieux encore éliminer, comprennent [53].

**-bœuf**

**-saindoux**

**-beurre**

**-fromage**

**-huile de palme**

**-certains aliments cuits et frits**

Des effets encore pires sont dus aux **graisses hydrogénées ou aux graisses trans**, utilisées dans la restauration rapide et dans de nombreux produits emballés.

**Ce sont des substances qu'il faut absolument éliminer de l'alimentation.**

## ALIMENTS DIFFICILES À MÂCHER

Il faut garder à l'esprit qu'un autre symptôme de la maladie de Parkinson est la difficulté à mâcher et à avaler, appelée dysphagie.

En fait, on estime que 80 % des personnes atteintes de cette maladie ont des difficultés à avaler à mesure que la maladie progresse [54].

Choisir des aliments faciles à mâcher et à avaler peut être important, tout comme travailler avec un orthophoniste.

## ALIMENTS TRANSFORMÉS

Logiquement, il est recommandé de limiter ou d'éviter les aliments transformés, comme les aliments en conserve, les aliments frits_et les sodas réguliers et diététiques, dans l'ensemble tous de la malbouffe, car ils ont été associés à une progression plus rapide de la maladie de Parkinson [55].

Les aliments transformés_ils peuvent également compromettre la santé intestinale, ce qui peut affecter la gravité des symptômes [56].

# CONSEILS DE MODE DE VIE POUR LES PERSONNES ATTEINTES DE PARKINSON

Voici quelques conseils de base en matière de mode de vie qui peuvent aider à soulager les symptômes de la maladie de Parkinson :

- **Boire beaucoup d'eau.** Rester hydraté est particulièrement important pour les personnes atteintes de la maladie de Parkinson, qui ne ressentent souvent pas la sensation typique de soif.

Essayez de boire 6 à 8 verres pleins (1,2 à 1,6 litres) d'eau chaque jour pour vous sentir mieux [57].

**-Passer du temps à l'extérieur.**

Il a été démontré que la vitamine D protège contre la maladie de Parkinson, donc prendre l'air frais et le soleil peut soulager les symptômes [58].

Nous parlons de l'importance de la vitamine D en détail

plus loin dans le livre.

**-Se déplacer.** Divers types d'exercices et de physiothérapie peuvent améliorer vos capacités et ralentir la progression de la maladie de Parkinson [59].

## LA BOXE PEUT-ELLE SOULAGER LES SYMPTÔMES DE LA MALADIE DE PARKINSON ?

La maladie de Parkinson ( MP ) est une maladie neurologique évolutive.

Les personnes atteintes de MP développent des problèmes de mouvement.

Les symptômes peuvent varier d'une personne à l'autre, mais peuvent inclure :

**-tremblements**

**-mouvement lent**

**-rigidité des membres**

**-problèmes d'équilibre**

Il n'existe pas encore de remède contre la maladie de Parkinson, mais certains chercheurs pensent que l'exercice de haute intensité peut ralentir la progression de la maladie en favorisant les changements neuronaux dans le cerveau.

La boxe en particulier a reçu beaucoup d'attention pour

son potentiel à aider à gérer la progression de la maladie de Parkinson.

On estime que plus de 3000 personnes en Amérique du Nord participent à la boxe pour aider à gérer la maladie de Parkinson [60].

La plupart des preuves étayant la capacité de la boxe à aider à gérer la MP sont anecdotiques à l'heure actuelle, mais quelques petites études ont trouvé des résultats prometteurs.

Les cours de boxe pour la maladie de Parkinson sont des entraînements qui n'impliquent évidemment pas de combat.

Les cours comprennent généralement des exercices qui vous aident à améliorer la coordination œil-main, l'agilité, la vitesse, l'endurance et la force.

Les cours de boxe contre la maladie de Parkinson durent généralement de 30 à 90 minutes et peuvent inclure :

**-des étirements et des exercices d'échauffement**

**-poinçonner des sacs rapides et des sacs lourds**

**-travail en anneau**

**-exercices de jeu de jambes et d'agilité**

**- corde à sauter**

**-des exercices pour améliorer la condition physique générale**

**- exercices de base**

**-gymnastique rythmique et entraînement en circuit**

**-exercices vocaux**

## AVANTAGES POSSIBLES

La maladie de Parkinson survient lorsque les neurones qui produisent le neurotransmetteur dopamine commencent à mourir dans une partie du cerveau appelée *substantia nigra*.

Ci-dessous, nous examinons plus en profondeur pourquoi l'exercice et la boxe peuvent aider à ralentir la progression de la MP.

On pense que l'exercice aide à ralentir, voire à inverser la progression de la maladie de Parkinson en provoquant des changements neurologiques dans le cerveau.

Des études [61]animales ont montré que l'exercice peut avoir des effets neuroprotecteurs sur le cerveau en augmentant la production par l'organisme de facteur neurotrophique dérivé du cerveau (BDNF) et de facteurs de croissance qui favorisent la croissance des cellules cérébrales.

D'autres [62] études animales ont également montré que l'exercice pourrait limiter l'épuisement des neurones producteurs de dopamine dans la substance noire.

L'exercice peut également améliorer la capacité de votre corps à s'adapter à des niveaux modifiés de dopamine et à un autre neurotransmetteur appelé glutamate.

## *L'EXERCICE DE HAUTE INTENSITÉ PEUT ÊTRE PARTICULIÈREMENT UTILE*

On pense que l'exercice de haute intensité pourrait être particulièrement utile pour ralentir la progression de la maladie de Parkinson.

Une étude de 2014 a examiné les avantages d'une thérapie physique de haute intensité avec entraînement à la marche, renforcement et perception des signaux sur un groupe de 30 participants aux premiers stades de la maladie de Parkinson.

Ils ont découvert que le programme d'exercices stimulait une augmentation des niveaux de BDNF [63] et avait des effets neuroprotecteurs sur les cellules productrices de dopamine.

Dans une étude clinique [64] de 2018, les chercheurs ont découvert qu'un programme de tapis roulant à haute intensité dans lequel les participants couraient à 80 à 85 pour cent de leur fréquence cardiaque maximale trois fois par semaine ne voyait aucun changement dans la gravité de leurs symptômes pendant 6 mois.

Les participants qui faisaient de l'exercice à une intensité plus faible présentaient des symptômes qui s'aggravaient.

La boxe a reçu beaucoup d'attention en tant que forme d'exercice de haute intensité susceptible d'être engageante et accessible aux personnes atteintes de maladies chroniques.

La plupart des preuves appuyant l'utilisation de la boxe pour aider à contrôler les symptômes de la maladie de Parkinson sont anecdotiques à l'heure actuelle.

Mais deux premières études ont trouvé des résultats prometteurs.

Une petite étude [65] de 2013 ont comparé l'entraînement de boxe aux exercices de groupe traditionnels sur la fonction et la qualité de vie dans un groupe de 31 adultes atteints de la maladie de Parkinson.

Les chercheurs ont constaté que les deux groupes présentaient des améliorations dans :

**-équilibre**

**-mobilité**

**-qualité de vie**

Seul le groupe de boxe a constaté des améliorations en termes de démarche, de vitesse et d'endurance.

Dans une étude plus ancienne [66] datant de 2011, des chercheurs ont examiné l'effet de séances de boxe régulières sur les symptômes de la maladie de Parkinson d'un groupe de six participants.

Les participants ont assisté à 24 à 36 séances de boxe sur 12 semaines avec la possibilité de continuer pendant 24 semaines supplémentaires.

Chaque séance de 90 minutes comprenait des exercices de boxe, des étirements, du renforcement et un entraînement en résistance.

Les chercheurs ont constaté que les participants présentaient des améliorations à court et à long terme de leur équilibre, de leur démarche, de leurs activités quotidiennes et de leur qualité de vie.

Même si les premières recherches sont prometteuses, il est important de noter que des preuves plus substantielles sont nécessaires pour bien comprendre les avantages de la boxe.

On sait peu de choses sur le nombre optimal de semaines consécutives, de fois par semaine ou de minutes par semaine nécessaires pour obtenir le plus grand bénéfice. Une revue des études [67] de 2019 a conclu que l'utilisation actuelle de la boxe pour traiter la maladie de Parkinson est probablement sous-estimée, même si la participation à un programme de boxe pour la maladie de Parkinson avec d'autres personnes confrontées au même problème peut potentiellement avoir des bénéfices psychologiques, comme le démontre une étude [68] de 2020.

# MALADIE DE PARKINSON : RECONNAÎTRE LES SYMPTÔMES

Comme nous l'avons vu, la maladie de Parkinson est une maladie neurologique évolutive et les personnes atteintes présentent divers symptômes physiques, cognitifs et psychologiques.

Souvent, les premiers symptômes de la maladie de Parkinson sont si subtils que la maladie passe inaperçue pendant des années.

À mesure que la maladie progresse, le manque de motricité devient plus visible.

Viennent ensuite des déficiences cognitives, notamment des difficultés à suivre des instructions et une perte de réflexion.

Comprendre les symptômes de la maladie de Parkinson est essentiel pour obtenir le bon traitement.

*PHASES DES SYMPTÔMES DE PARKINSON*

Les symptômes de la maladie de Parkinson peuvent être divisés en trois catégories ou phases : prémotrices, motrices et cognitives.

Ces étapes ne se déroulent pas nécessairement dans un ordre chronologique et tous les patients atteints de la maladie de Parkinson ne présentent pas tous les symptômes.

La phase prémotrice est la phase de la maladie de Parkinson dans laquelle des symptômes non moteurs sont présents.

Ces symptômes comprennent :

- **perte d'odorat**

-**trouble du comportement en sommeil REM (RBD)**

- **syndrome des jambes sans repos**

-**somnolence diurne excessive**

-**constipation**

-**dépression**

-**désir sexuel réduit**

-**transpiration excessive**

- **anxiété**

Les symptômes moteurs impliquent généralement des mouvements et comprennent :

-**tremblement**

-**rigidité**

- **bradykinésie (mouvement lent)**

-instabilité posturale (problèmes d'équilibre)

-difficulté à marcher

-contractions musculaires involontaires (dystonie)

-symptômes vocaux

Environ 50 % des personnes atteintes de la maladie de Parkinson connaîtront une forme de déficience cognitive, dont la gravité varie selon les individus.

Les changements cognitifs peuvent inclure :

- **problèmes d'attention**

- **un ralentissement du traitement mental**

- **des problèmes de résolution de problèmes ou de fonctionnement exécutif**

- **déficit de mémoire**

- **anomalies de langage**

- **difficultés visuospatiales**

## *SYMPTÔMES DE LA MALADIE DE PARKINSON*

La maladie de Parkinson est une maladie chronique et évolutive, ce qui signifie que les symptômes s'aggravent avec le temps.

Il existe une grande diversité de symptômes_et de gravité des symptômes : si certaines personnes deviennent gravement handicapées, d'autres n'ont que des problèmes de mobilité mineurs.

# *TREMBLEMENTS*

Un tremblement est un mouvement musculaire rythmique involontaire impliquant une ou plusieurs parties du corps.

Les tremblements surviennent principalement au niveau des mains, mais peuvent également affecter :

-**bras**

-**tête**

-**visage**

-**voix**

-**torse**

-**jambes**

Il existe deux grandes catégories de tremblements : le tremblement de repos et le tremblement d'action.

Les tremblements au repos se produisent lorsque les muscles sont détendus, par exemple lorsque vos mains sont posées sur vos genoux, et diminuent pendant le sommeil ou lorsque la partie du corps est utilisée.

Les tremblements d'action se produisent avec les mouvements volontaires d'un muscle.

Les tremblements n'affectent généralement qu'un seul côté du corps, mais peuvent affecter les deux côtés à mesure que la maladie progresse.

La fatigue, le stress et les émotions intenses peuvent

aggraver les tremblements.

## MOUVEMENT RALENTI (BRADYKINÉSIE)

Bradykinésie cela signifie une lenteur des mouvements et constitue un symptôme caractéristique de la maladie de Parkinson.

Elle peut se manifester de diverses manières, notamment :

**-difficulté à initier des mouvements comme se lever**

**-des mouvements automatiques ralentis comme le clignotement**

**-lenteur générale dans les actions physiques comme la marche**

**-l'apparition d'une « immobilité anormale » dans les expressions faciales**

## CHANGEMENTS DANS LA FAÇON DE PARLER

Parmi les personnes atteintes de la maladie de Parkinson, 89 %_souffre de troubles de la parole et de la voix.

Ces troubles incluent des modifications de la voix qui peuvent la rendre faible, monotone ou rauque.

Les personnes atteintes de la maladie de Parkinson

peuvent ne pas se rendre compte que leur langage est faible et difficile à comprendre, et elles peuvent avoir l'impression de crier alors qu'elles parlent normalement.

## POSTURE ET ÉQUILIBRE MODIFIÉS

L'instabilité posturale est le [69] symptôme de la maladie de Parkinson le plus difficile à traiter et l'un des critères de diagnostic les plus importants.

L'instabilité posturale est l'incapacité à maintenir l'équilibre en raison de la perte des réflexes posturaux et conduit souvent à des chutes.

Les patients ayant une posture et un équilibre altérés peuvent adopter une posture voûtée et avoir une démarche traînante.

## RAIDEUR MUSCULAIRE

La raideur musculaire fait référence à la raideur des bras ou des jambes.

Une raideur peut survenir d'un côté ou des deux côtés du corps et entraîner une réduction de l'amplitude des mouvements, provoquant des douleurs dans les muscles ou les articulations touchés.

## PERTE DE MOUVEMENTS AUTOMATIQUES

Les personnes atteintes de la maladie de Parkinson subissent généralement une perte progressive des mouvements automatiques, ce qui peut entraîner une diminution de la fréquence des clignements des yeux, de la déglutition et de la bave.

## LES CHANGEMENTS D'ÉCRITURE

Une petite écriture manuscrite appelée *micrographie* est un symptôme précoce courant de la maladie de Parkinson.

La taille de l'écriture manuscrite peut diminuer à mesure que la personne continue d'écrire et sa signature peut changer avec le temps.

## CONSTIPATION

La constipation est définie comme avoir moins de trois mouvements intestinaux par semaine.

Chez les personnes atteintes de la maladie de Parkinson, la constipation débute souvent avant les symptômes moteurs.

On pense que la constipation chez certaines personnes atteintes de la maladie de Parkinson pourrait être due à un mauvais fonctionnement du système nerveux autonome, qui contrôle l'activité musculaire de l'intestin et permet les mouvements intestinaux.

## DIMINUTION DE L'ODORAT

L' Hyposmie ou une diminution de l'odorat, est souvent un signe précoce de la maladie de Parkinson, précédant de plusieurs années les symptômes moteurs.

Cela se produit dans environ 90 % des cas maladie de Parkinson à un stade précoce [70].

## TROUBLE DU COMPORTEMENT EN SOMMEIL REM

Le trouble du comportement en sommeil REM (RBD) est un trouble du sommeil dans lequel une personne réalise physiquement des rêves vifs avec des sons ou des mouvements brusques des bras et des jambes pendant le sommeil REM.

Les symptômes incluent :

**- donner des coups de pied, des coups de poing ou trembler pendant le sommeil**

**-faire des bruits comme crier, parler ou rire**

**-être capable de se souvenir clairement de ses rêves**

Le RBD précède ou suit souvent l'apparition de la maladie de Parkinson et peut être associé au développement d'hallucinations et de démence.

Une étude [71] ont découvert que 66 % des

personnes atteintes de RBD ont développé une maladie neurodégénérative dans un délai de 7,5 ans, ce qui suggère un lien étroit entre le RBD et le risque de maladies neurodégénératives telles que la maladie de Parkinson.

## ANXIÉTÉ ET DÉPRESSION

Certaines personnes atteintes de la maladie de Parkinson peuvent souffrir d'une forme de dépression ou de trouble anxieux.

Certains symptômes de la dépression, tels que les problèmes de sommeil, le manque d'énergie et le ralentissement de la réflexion, se chevauchent avec les symptômes de la maladie de Parkinson, ce qui rend le diagnostic difficile.

La dépression et l'anxiété peuvent également précéder d'autres symptômes de la maladie de Parkinson.

## FAIBLE TENSION ARTÉRIELLE EN DEBOUT

L'hypotension orthostatique fait référence à une baisse persistante de la pression artérielle qui se produit lors du passage d'une position assise à une position debout ou d'une position couchée à une position assise ou debout.

Peut causer:

-**vertiges**

-**étourdir**

-**faiblesse**

-**difficulté à réfléchir**

-**mal de tête**

-**sentiment de faiblesse**

L'hypotension orthostatique est définie comme une baisse de la pression artérielle de 20 millimètres de mercure dans la pression artérielle systolique ou une baisse de 10 millimètres de la pression artérielle diastolique.

## *BAVE*

La sialorrhée, ou salivation excessive, est un symptôme courant de la maladie de Parkinson.

Les personnes atteintes de la maladie de Parkinson ont souvent des problèmes avec les actions automatiques, comme la déglutition, qui peuvent provoquer une accumulation de salive dans la bouche.

Cela peut se produire lorsque la tête est baissée, lorsque la bouche reste ouverte involontairement ou lorsqu'une personne est distraite et n'avale pas automatiquement.

## *URGENCE ET FRÉQUENCE*
## *ACCRUES DE LA URINATION*

Les problèmes de vessie sont fréquents chez les personnes atteintes de la maladie de Parkinson et surviennent chez 30 à 40 % des personnes atteintes de la maladie.

Le symptôme urinaire le plus courant est un besoin fréquent et urgent d'uriner même lorsque la vessie est vide, ainsi qu'une difficulté à retarder la miction.

La difficulté à vider la vessie est une caractéristique moins courante du dysfonctionnement urinaire de Parkinson.

Cela peut être dû à une difficulté à détendre les muscles du sphincter urétral qui permettent à la vessie de se vider.

## DIFFICULTÉ À AVALER OU À MANGER

La maladie de Parkinson affecte les muscles du visage, de la bouche et de la gorge qui contrôlent la parole et la déglutition.

La dysphagie, ou difficulté à avaler, est un symptôme de la maladie de Parkinson qui peut entraîner des difficultés à manger.

Cela peut entraîner une malnutrition, une déshydratation ou une aspiration, qui se produisent lorsque la nourriture ou la salive « *descend dans le mauvais tuyau* » et est inhalée dans les poumons.

L'aspiration peut entraîner une pneumonie par aspiration ingestis , principale cause de décès dans la maladie de Parkinson.

## DYSFONCTION ÉRECTILE

La dysfonction sexuelle est fréquente chez les personnes atteintes de la maladie de Parkinson, 54 à 79 % des hommes signalant une dysfonction érectile [72].

On pense que la dysfonction érectile chez les personnes atteintes de la maladie de Parkinson est liée aux effets de la maladie sur le système nerveux central, ainsi qu'à des problèmes de circulation sanguine et de contrôle des muscles pelviens.

## PROBLEMES OCULAIRES

Les changements de vision sont fréquents à mesure que les gens vieillissent, mais certains changements de vision peuvent être spécifiquement liés à la maladie de Parkinson. La maladie de Parkinson peut provoquer les phénomènes suivants :

**-sécheresse des yeux due à une diminution du clignement**

**-vision double due à l'incapacité de l'œil à travailler ensemble**

**-problèmes de lecture**

**-fermeture involontaire des yeux**

**-difficulté à ouvrir volontairement les yeux**

Certains médicaments contre la maladie de Parkinson, en particulier les anticholinergiques, peuvent provoquer une vision floue ou double.

## PENSÉE RALENTIE

Les troubles cognitifs chez les personnes atteintes de la maladie de Parkinson peuvent aller d'un sentiment de distraction et de tâches de planification de problèmes à des troubles cognitifs plus graves qui perturbent la vie quotidienne.

On pense que les changements cognitifs chez les personnes atteintes de la maladie de Parkinson sont liés à des baisses de dopamine et à des modifications des taux cérébraux d' acétylcholine et de noradrénaline.

Les signes d'un ralentissement de la réflexion comprennent :

**-prendre plus de temps pour accomplir les tâches**

**-difficulté à récupérer des informations en mémoire**

**-des retards dans la réponse aux stimuli**

## MÉMOIRE MODIFIÉE

Les noyaux gris centraux et les lobes frontaux du cerveau, deux zones qui aident à mémoriser les informations, peuvent être endommagés chez les personnes atteintes de la maladie de Parkinson.

Cela peut entraîner des problèmes avec les tâches normales telles que l'utilisation d'un téléphone ou la préparation d'un repas.

Les personnes atteintes de la maladie de Parkinson peuvent également avoir des difficultés à se souvenir des mots, ce que l'on appelle le phénomène du « *bout de la langue* ».

## DIFFICULTÉ À FAIRE ATTENTION

Les personnes atteintes de la maladie de Parkinson signalent souvent des difficultés à accomplir des tâches qui nécessitent de se concentrer et de maintenir leur attention.

Cela peut rendre difficile la concentration sur des situations qui nécessitent une attention partagée, comme les conversations de groupe.

## DÉMENCE

Certaines personnes atteintes de la maladie de Parkinson développeront éventuellement une démence liée à la maladie de Parkinson.

Les personnes atteintes de démence souffrent de handicaps cognitifs et moteurs permanents qui ont un impact important sur leur vie quotidienne.

La déficience mentale doit affecter au moins deux fonctions cérébrales pour être considérée comme une démence.

La déficience mentale peut varier de légère à grave et entraîner des changements de personnalité.

## QUAND CONSULTER UN MÉDECIN

Si vous présentez des symptômes précoces non moteurs de la maladie de Parkinson, tels que la dépression, la constipation ou la perte de l'odorat, et que vous vous inquiétez de votre risque de développer la maladie de Parkinson, il peut être utile de prendre rendez-vous avec un neurologue qui pourra effectuer un examen neurologique.

Si vous présentez des symptômes moteurs de la maladie de Parkinson, tels que des tremblements, une raideur ou une instabilité posturale, votre médecin effectuera probablement un test *d'imagerie* du transporteur de dopamine , connu sous le nom de DaTscan [73], qui peut déterminer s'il existe un déficit en dopamine.

Important : Les symptômes non moteurs tels que la dépression et la constipation sont fréquents dans la population générale.

Ainsi, à eux seuls, ils ne signifient pas que vous souffrez

ou développerez la maladie de Parkinson.

Si vos symptômes vous inquiètent, il est utile de noter la fréquence à laquelle ils vous affectent afin de pouvoir fournir autant d'informations que possible à votre médecin.

## PARKINSON ET ÉCHOGRAPHIE : COMMENT LES TRAITEMENTS CIBLÉS PEUVENT AIDER À RÉDUIRE LES SYMPTÔMES

Les experts affirment que l'exercice régulier et la physiothérapie peuvent aider à soulager les symptômes de la maladie de Parkinson.

Les chercheurs affirment qu'un traitement par ultrasons ciblé s'est révélé prometteur dans la réduction des symptômes associés à la maladie de Parkinson, à tel point que les participants à une étude ayant reçu le traitement ont montré une mobilité améliorée et une réduction des tremblements.

Il a également été observé que d'autres traitements pour la maladie de Parkinson incluent le cerveau profond. la stimulation, les médicaments et les facteurs liés au mode de vie tels que l'alimentation et l'exercice.

Une échographie ciblée pourrait aider à réduire les tremblements, les problèmes de mobilité et d'autres symptômes physiques associés à la maladie de Parkinson, selon une étude récente [74]publiée dans le *New England Journal of Medicine* .

Les chercheurs de la *School of Medicine* de l'Université du Maryland a travaillé avec 94 personnes ayant déjà reçu un diagnostic de maladie de Parkinson.

Les scientifiques ont réparti au hasard les participants dans l'un des deux groupes.

Ils ont reçu:

**-Une échographie focalisée pour abler une région ciblée d'un côté du cerveau.**

**-Une procédure inactive qui n'offrait aucun avantage médical.**

Les chercheurs ont rapporté qu'environ 70 % des membres du groupe traité avaient obtenu des résultats positifs trois mois après l'intervention, contre 32 % dans le groupe témoin.

Ils ont ajouté que les deux tiers des personnes ayant obtenu des résultats positifs ont eu une réponse positive un an après avoir reçu le traitement par ultrasons.

## COMMENT LE TRAITEMENT PAR ULTRASONS A AIDÉ LES SYMPTÔMES DE PARKINSON

Les chercheurs ont déclaré que les participants à l'étude qui ont reçu le traitement par ultrasons ont constaté une amélioration immédiate sur au moins trois points lors d'une évaluation standard : mesure des tremblements, de la capacité de marche et de la raideur des jambes et des bras.

Ils ont également constaté un soulagement de la dyskinésie, un effet secondaire courant des médicaments contre la maladie de Parkinson.

Les effets secondaires de la procédure comprenaient des maux de tête, des étourdissements et des nausées qui disparaissaient généralement un jour ou deux après le traitement.

Certains participants ont éprouvé des troubles de l'élocution, des problèmes de marche et une perte de goût, mais ceux-ci ont disparu au bout de quelques semaines.

Il s'agit d' [75] une neurochirurgie mini-invasive, qui utilise des ultrasons à haute fréquence sous guidage IRM en temps réel pour délivrer progressivement de la chaleur à une partie du cerveau impliquée dans la maladie de Parkinson.

Il crée une lésion permanente qui perturbe la signalisation et améliore les mouvements chez les patients atteints de la maladie de Parkinson.

Les experts ont déclaré que des études et un suivi supplémentaires sont nécessaires pour déterminer la durée du bénéfice.

# TRAITEMENTS POUR LA MALADIE DE PARKINSON

Il n'existe aucun remède contre la maladie de Parkinson ni aucun traitement capable de ralentir ou d'arrêter la maladie.

Les médecins adaptent le traitement aux symptômes d'un individu, et certaines options peuvent aider :

Le traitement est compliqué car les médicaments utilisés pour traiter les symptômes peuvent également les provoquer.

La dyskinésie peut être causée par certains des médicaments les plus couramment utilisés pour traiter la maladie de Parkinson, comme la lévodopa [76].

Pour traiter la dyskinésie, le médecin du patient devra comprendre la relation et le timing de la posologie du médicament.

Dans les cas où la dyskinésie est un effet secondaire du médicament, les stratégies traditionnelles pour résoudre le problème comprennent la réduction de la dose du médicament et l'utilisation d'autres médicaments pour couvrir les symptômes de la maladie de Parkinson.

Le médicament le plus couramment prescrit est la lèvodopa, qui augmente la quantité de dopamine dans le cerveau, selon le National Institute of Aging [77].

Carbidopa [78] il est généralement prescrit avec la lévodopa pour soulager certains effets secondaires, tels que les nausées, les vomissements, l'hypotension artérielle et l'agitation.

En fonction des symptômes d'une personne, d'autres médicaments tels que des agonistes dopaminergiques, des inhibiteurs d'enzymes, de l'amantadine et des médicaments anticholinergiques peuvent être utilisés.

Dopamine_est un facteur crucial dans la maladie de Parkinson.

S'il n'y a pas assez de dopamine, vous ressentez des mouvements lents et raides, une perte des expressions faciales, une diminution du balancement des bras, de la constipation, une parole douce et éventuellement des tremblements qui n'apparaissent que lorsque vous ne bougez pas. En cas de trop grande quantité de dopamine, nous pouvons observer des mouvements excessifs que nous appelons des dyskinésies.

Stimulation cérébrale profonde elle est réalisée par une intervention chirurgicale au cours de laquelle des fils sont implantés dans le cerveau et connectés à un appareil électrique dans la poitrine.

Des courants électriques sont envoyés pour stimuler les zones du cerveau responsables du mouvement.

Cela peut aider à arrêter certains symptômes, tels que les tremblements, les mouvements lents et la raideur.

Avant la procédure, les patients sont évalués.

Les thérapies liées au mode de vie peuvent également aider.

Ceux-ci incluent l'exercice , comme mentionné dans une partie précédente du livre , une alimentation saine, la massothérapie, le yoga et le Tai Chi .

Traitement par ultrasons de la maladie de Parkinson pour un côté de la tête, car un côté est généralement toujours plus touché que l'autre.

Il s'agit d'une procédure de précision et un écart de quelques millimètres seulement peut causer des dommages à d'autres zones du cerveau et entraîner des problèmes tels qu'une perte de sensation ou des problèmes cognitifs.

Il est intéressant de noter que même en travaillant sur un seul côté du cerveau, vous constaterez peut-être des améliorations généralisées plutôt que sur un seul côté.

Bien que les ultrasons ciblés, c'est-à-dire l'émission d'ultrasons dirigés vers une zone spécifique, soient un nouveau traitement pour la maladie de Parkinson, de nombreux scientifiques s'attendent à ce qu'il s'agisse d'une solution à long terme.

Il est important de noter qu'il s'agit d'un traitement avancé qui n'est pas destiné à traiter la maladie de Parkinson à un stade précoce et ne constitue pas un remède.

Une échographie ciblée peut être envisagée lorsque d'autres traitements, tels que les médicaments et les thérapies liées au mode de vie, ne fonctionnent plus.

Les personnes qui ont déjà subi un accident vasculaire cérébral ou des lésions cérébrales ne sont probablement pas de bons candidats pour cette procédure.

Une tomodensitométrie du cerveau, pour évaluer la densité du crâne, doit être réalisée avant que l'échographie puisse montrer l'épaisseur et la densité.

Dans l'étude, l'appareil à ultrasons localisé Exablate neuro [79] a délivré une énergie ultrasonore ciblée au *globus pallidus* [80], une structure profonde dans le cerveau.

Les images IRM sont utiles pour localiser la zone et appliquer une température suffisamment élevée pour l'ablation.

Ceci est considéré comme une procédure neurochirurgicale stéréotaxique et la procédure commence par la mise en place d'un casque stéréotaxique .

Une fois positionnée, une série d'images IRM sont obtenues pour « *aligner* » le ciblage des ondes ultrasonores afin de garantir la forme et la localisation de la lésion.

Une fois cette partie terminée, l'énergie délivrée est ensuite augmentée pour effectuer une lésion test afin de tester l'amélioration des symptômes et de vérifier les effets secondaires.

Aucune ablation réelle du tissu cérébral n'a eu lieu à l'heure actuelle, donc toute amélioration des symptômes ou des effets secondaires, si elle est observée, n'est pas permanente.

Si la procédure semble fonctionner, l'énergie délivrée est augmentée pour chauffer le tissu cérébral à une température qui créera une ablation permanente.

L'intervention chirurgicale est réalisée sans sédation afin que le chirurgien puisse surveiller tout effet secondaire indésirable.

En général, plusieurs traitements d'ablation permanente sont effectués pour garantir une taille de volume adéquate afin de donner le meilleur résultat de traitement possible.

Il est important de noter que plusieurs facteurs entrent

en jeu dans une ablation réussie.

# DOPAMINE

C'est un neurotransmetteur important de la famille des catécholamines, avec pour fonction de contrôler :

**-le mouvement**

**-la mémoire dite de travail**

**-le sentiment de plaisir**

**-la récompense**

**-la production de prolactine**

**-les mécanismes de régulation du sommeil**

**-certaines facultés cognitives et capacité d'attention.**

La dopamine est principalement produite par les neurones de la zone dopaminergique et, dans une moindre mesure, par la partie médullaire des glandes surrénales.

zone dopaminergique a divers emplacements dans le cerveau, y compris la *pars compacta* de la *substance. nigra* et la *zone tegmentale ventrale* du mésencéphale.

Les anomalies des taux de dopamine entraînent diverses pathologies, dont la maladie de Parkinson.

Bien qu'elle fasse partie du tronc cérébral, la substance

nigra agit sous la direction des noyaux basaux (ou noyaux gris centraux) du télencéphale et constitue le principal site de synthèse de la dopamine.

Dans le mésencéphale, nous trouvons également l' aire tegmentale ventrale qui possède des neurones dopaminergiques , dont les extensions atteignent diverses zones nerveuses, notamment : le noyau accumbens, le cortex préfrontal, l'amygdale et l'hippocampe.

## HYPOTHALAMUS POSTÉRIEUR

Les extensions des neurones dopaminergiques de l'hypothalamus postérieur atteignent la moelle épinière.

## NOYAU ARCUÉ DE L'HYPOTHALAMUS ET NOYAU PARAVENTRICULAIRE DE L'HYPOTHALAMUS

Les neurones dopaminergiques de ces deux zones ont des extensions qui atteignent l'hypophyse, où ils ont pour tâche d'influencer la production de prolactine.

## ZONE INCERTAINE DU SOUS-THALAMUS

La dopamine a de nombreuses fonctions, tant au niveau du système nerveux central (SNC) qu'au niveau du système nerveux périphérique (SNP).

*Concernant le SNC, la dopamine est un neurotransmetteur qui participe à :*

-contrôle de mouvement
-mécanisme de sécrétion de l'hormone prolactine
-vérifier la capacité de la mémoire
-des mécanismes de récompense et de plaisir
- contrôle des capacités d'attention
-contrôle de certains aspects du comportement et de certaines fonctions cognitives
-mécanisme de sommeil
-contrôle de l'humeur
-les mécanismes qui sous-tendent l'apprentissage

*Concernant le système nerveux périphérique, la dopamine agit comme :*
-vasodilatateur
-stimulant de l'excrétion du sodium par l'urine
-facteur favorisant la motilité intestinale
-facteur qui réduit l'activité lymphocytaire
-facteur qui réduit la sécrétion d'insuline par les îlots de Langerhans (cellules bêta pancréatiques).

## DOPAMINE ET MOUVEMENT

Les capacités de mouvement de l'être humain, c'est-à-dire l'exactitude des mouvements, leur vitesse, etc., dépendent de la dopamine qu'elle contient. nigra se libère sous l'action des noyaux gris centraux.

En effet, si la dopamine libérée par la substance nigra est plus petit que la normale, les mouvements deviennent plus lents et non coordonnés.

À l'inverse, si la dopamine est quantitativement supérieure à la normale, le corps humain commence à effectuer des mouvements inutiles, très similaires aux tics.

Ainsi, la régulation fine de la libération de dopamine par la *substatia nigra*, est essentiel pour que l'être humain se déplace correctement, en effectuant des gestes coordonnés et à la bonne vitesse.

Comme mentionné, les fonctions de la Dopamine ne concernent pas uniquement le mouvement.

Considéré comme le principal neurotransmetteur du cerveau émotionnel, il régit l'émotion, la passion et le désir de plaisir.

Il joue un rôle important dans la coordination du comportement moteur, comme mentionné, mais il est également fondamental dans les comportements adaptatifs et les implications affectives qui en résultent.

Il agit sur le système nerveux sympathique, provoquant

une accélération du rythme cardiaque et une augmentation de la pression artérielle.

## *EFFETS SUR LE PSYCHÉ ET LE COMPORTEMENT*

La libération de dopamine est associée au désir, à la passion, à la motivation à agir, au sentiment de plaisir et de satisfaction.

Cela provoque également indirectement de l'excitation, de l'euphorie et de l'enthousiasme et réduit simultanément l'appétit.

Des niveaux élevés de dopamine sont liés à une énergie accrue, à la motivation pour atteindre un objectif et à l'euphorie.

Les processus émotionnels de plaisir et de récompense sont régulés par la dopamine, tout comme les gratifications résultant de manger, de boire, de se reproduire, de réussir dans les combats et les compétitions.

L'euphorie associée à la fuite du danger est liée à la dopamine.

La transmission de la dopamine est donc liée à la physiologie du renforcement psychologique et est donc déterminante dans les processus d'apprentissage.

On pense donc qu'une faible activité dopaminergique

pourrait être impliquée dans la dépression, et qu'à l'inverse son hyperactivité provoque des syndromes maniaques et schizophréniques.

Lors de la méditation, il y a une libération correspondante de dopamine endogène avec une augmentation de l'activité des ondes thêta enregistrée via électroencéphalogramme.

Les études de Bottaccioli démontrent que l'augmentation de la dopamine a été constatée dans les circuits de joie et de récompense.

La dopamine a jusqu'à présent été classiquement associée aux effets renforçants des drogues et autres dépendances, car leur consommation, comme l'amphétamine et la cocaïne, augmente la concentration extracellulaire de DA dans les régions limbiques, y compris le Nucleus Accumbens.

Si cette augmentation de la Dopamine est importante dans le codage des récompenses et des stimuli associés aux récompenses, l'aspect intéressant est que, d'après les études, l' élément le plus important dans la libération de Dopamine est la pertinence de l'action de la Dopamine. la prise de la substance a pour l'utilisateur, ainsi que les motivations qui le poussent à obtenir la substance lui-même avec les rituels associés.

Les substances d'abus constituent donc un renforcement

de type pavlovien, compris comme un événement qui augmente la probabilité d'émettre une réponse, non seulement parce qu'elles sont « *agréables* », mais parce que, en augmentant le niveau de dopamine, elles sont traitées comme des stimuli pertinents. .

L'augmentation de la Dopamine finira ainsi par motiver les utilisations ultérieures des substances elles-mêmes, que la substance elle-même soit perçue comme agréable ou non, facilitant ainsi un apprentissage conditionné.

# PARKINSON ET VITAMINE D

De nombreuses recherches montrent qu'il existe une relation directe entre la maladie de Parkinson et la carence de certaines substances.

Examinons d'abord la relation avec la vitamine D.

Une étude [81]nous dit que : "*Collectivement, ces résultats démontrent que la vitamine D présente des effets neuroprotecteurs substantiels dans ce modèle animal de la maladie de Parkinson, atténuant les processus anti-inflammatoires et régulant positivement les processus anti-inflammatoires*".

Une autre étude [82] nous dit que : "*Les individus présentant des concentrations sériques plus élevées de vitamine D présentaient un risque réduit de maladie de Parkinson... Conclusions : Les résultats concordent avec la suggestion selon laquelle un statut élevé en vitamine D offre une protection contre la maladie de Parkinson* ".

Une autre étude [83]nous dit que "*Les concentrations sériques de vitamine D étaient inversement corrélées à la gravité de la maladie de Parkinson, telles que mesurées par Unified Parkinson Échelle d'évaluation des maladies motrices ... Ces résultats soutiennent l'hypothèse selon laquelle la vitamine D joue un rôle dans l'équilibre des patients atteints de la maladie de Parkinson et identifient des mesures de résultats spécifiques pour détecter les effets de la vitamine D sur l'équilibre ".*

Une autre étude [84] nous apprend que : " *Les patients atteints de la maladie de Parkinson présentaient des concentrations sériques de 25(OH) D-vit D-significativement inférieures à celles des témoins du même âge* ".

Une autre étude [85]nous dit : " *La fréquence élevée des carences en vitamine D chez les patients atteints de la maladie de Parkinson par rapport aux populations témoins a été constatée il y a près de vingt ans.*

*Cette découverte est intéressante compte tenu de l' effet neuroprotecteur de la vitamine D, exercé par l'action de facteurs neurotrophiques, la régulation de la croissance nerveuse ou encore la protection contre la cytotoxicité.*

*La carence en vitamine D semble être liée à la gravité et à la progression de la maladie, comme l'a évalué Unified Parkinson's Disease Rating Scale (UPDRS) et l'échelle de Hoehn et Yahr (H&Y ), mais pas avec l'âge au début de la maladie de Parkinson et la durée de la maladie.*

*De plus, le risque de chute a été associé à des taux de vitamine D plus faibles dans la maladie de Parkinson ".*

Une autre étude nous dit [86]: *" L'insuffisance et la carence en 25-hydroxyvitamine D ainsi que l'exposition réduite au soleil étaient significativement associées à un risque accru de maladie de Parkinson.*

*Cependant, les suppléments de vitamine D n'ont pas apporté de bénéfices significatifs en termes d'amélioration de la fonction motrice des patients atteints de la maladie de Parkinson".*

En effet, les études qui soulignent l'importance de la vitamine D par rapport à la maladie de Parkinson sont nombreuses et soulignent, quoique de différentes manières, l'importance de cette vitamine au moins à titre préventif.

Mais les microéléments importants sont variés. Regardons maintenant les Oméga 3.

# PARKINSON ET OMÉGA 3

Une étude [87]nous dit que : "*... concernant l'hypothèse de la maladie de Parkinson, des études récentes menées par nous et par d'autres ont montré que les oméga 3 peuvent améliorer la maladie de Parkinson en inhibant la libération de cytokines proinflammatoire, favorisant l'expression du facteur neurotrophique, rétablissant la fonction mitochondriale et la fluidité membranaire, diminuant les niveaux de production d'oxydants, maintenant la protéostasie de l'α-synucléine, l'homéostasie du calcium, le transport axonal et réduisant le stress du réticulum endoplasmique* ".

Une autre étude [88]nous dit que : "*Les effets bénéfiques des acides gras oméga-3 sont désormais bien établis par une multitude d'études en raison de leur implication dans de multiples fonctions biochimiques, notamment la synthèse de médiateurs anti-inflammatoires, la fluidité des membranes cellulaires, la signalisation intracellulaire et l'expression des gènes.*
*Cette revue systématique prendra en compte les études*

*épidémiologiques et les essais cliniques ayant évalué l'impact de la supplémentation ou de l'apport alimentaire en acides gras polyinsaturés oméga-3 sur les maladies neurodégénératives telles que la maladie de Parkinson et la maladie d'Alzheimer.*

*En fait, le traitement aux acides gras oméga-3, étant sûr et bien toléré, représente un outil précieux et biologiquement plausible dans la gestion des maladies neurodégénératives à leurs stades initiaux".*

Une autre étude [89]nous dit que : *"De faibles niveaux d'AGPI n-3 dans le cerveau affectent les systèmes dopaminergiques cérébraux et, lorsqu'ils sont combinés à des facteurs génétiques et autres appropriés, augmentent le risque de développer ces troubles et/ou la gravité de la maladie.*

*Cet article examine la neurobiologie des AGPI n-3 et leurs effets sur la fonction dopaminergique"..*

Une autre étude [90]nous dit que : *"Dans cette revue, nous discutons des preuves des effets des AGPI n-3 dans la maladie de Parkinson à la fois d'un point de vue épidémiologique et à la lumière des données collectées sur diverses caractéristiques pathologiques de la maladie.*

*Les effets des AGPI n-3 sur le système dopaminergique , l'α-synucléinopathie, leurs mécanismes d'action possibles et leur potentiel thérapeutique pour les patients parkinsoniens sont également examinés .*

*Les AGPI n-3 sont peu coûteux, facilement transférables en milieu clinique, et leur utilisation pourrait représenter une stratégie neuroprotectrice ou une option de modification de la maladie pour retarder l'apparition des symptômes.*

*Il peut également être utile comme traitement symptomatique ou servir de thérapie complémentaire aux approches pharmacologiques actuelles"*

Une autre étude [91]qui porte spécifiquement sur la maladie de Parkinson nous apprend que *"Ces résultats confirment les effets bénéfiques des AGPI ω -3 sur les altérations locomotrices et comme composés neuroprotecteurs et neurorestaurateurs et démontrent une action stimulante sur la présence du récepteur D2, comme mécanisme par lequel ces les acides gras participent à la santé du cerveau".*

Naturellement, il existe de nombreux autres microéléments importants à des fins préventives et curatives de la maladie de Parkinson. Je me souviens donc des vitamines C et E.

Cela nous fait comprendre à quel point une alimentation équilibrée et riche en tous les composants est fondamentale contre le développement de la maladie de

Parkinson.

# QUI JE SUIS

Je suis nutritionniste et psychologue. J'ai travaillé pendant plus de 30 ans dans diverses cliniques en Toscane dans le secteur de la nutrition, également avec des personnes souffrant de troubles de l'alimentation.

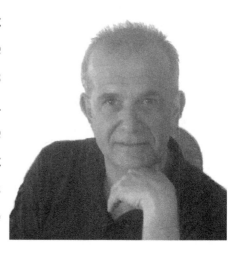

J'ai été professeur contractuel à la Faculté de médecine de l'Université de Pise et dans d'autres.

Je continue à consulter en ligne via mon site web : www.dietazonaonline.com

Pour en savoir plus sur moi tu peux aller sur mon curriculum
https://dietazonaonline.com/curriculum-vitae-dott-buracchi

Si tu veux tu peux écrire à

g. buracchi @gmail.com

Si vous êtes intéressé par mes autres livres sur la nutrition, la santé naturelle, la psychologie et les romans vous pouvez me trouver sur Amazon
https://www.amazon.it/s?k=gabriele+buracchi

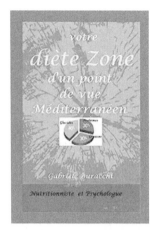

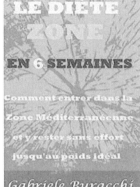

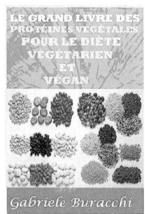

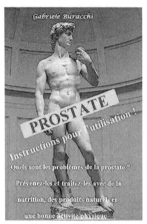

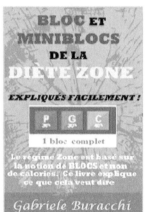

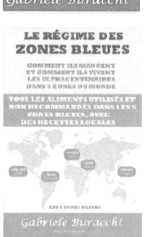

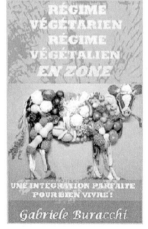

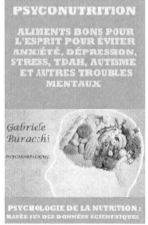

# BIBLIOGRAPHIE

[1]                                     https://www.researchgate.net/

publication/342664544_The_role_of_genetics_in_Parkinson
%27s_disease_a_large_cohort_study_in_Chinese_mainland_population

[2] Genetics & Parkinson's | Parkinson's Foundation

[3]        https://www.hopkinsmedicine.org/health/conditions-and-diseases/
parkinsons-disease/the-genetic-link-to-parkinsons-disease

[4] https://medlineplus.gov/genetics/condition/parkinson-disease/

[5] Genetic predispositions of Parkinson's disease revealed in patient-derived
brain cells | npj Parkinson's Disease (nature.com)

[6] https://www.parkinsons.va.gov/resources/PtEdTri_AO.pdf

[7] https://www.ncbi.nlm.nih.gov/pmc/articles/PMC2799466/

[8] https://pubmed.ncbi.nlm.nih.gov/28417442/

[9] Aging Affects Dopaminergic Neural Mechanisms of Cognitive Flexibility -
PMC (nih.gov)

[10] Sex differences in Parkinson's disease - ScienceDirect

[11]Sex specific cognitive differences in Parkinson disease | npj Parkinson's
Disease (nature.com)

[12]    Parkinson disease male-to-female ratios increase with age: French
nationwide study and meta-analysis | Journal of Neurology, Neurosurgery &
Psychiatry (bmj.com)

[13] https://www.ncbi.nlm.nih.gov/pmc/articles/PMC4967673/

[14]        https://www.alz.org/alzheimers-dementia/what-is-dementia/types-of-
dementia/parkinson-s-disease-dementia

[15] https://www.ncbi.nlm.nih.gov/pmc/articles/PMC3038575/

[16]        https://www.movementdisorders.org/MDS/MDS-Rating-Scales/MDS-
Unified-Parkinsons-Disease-Rating-Scale-MDS-UPDRS.htm

[17] https://www.ncbi.nlm.nih.gov/pmc/articles/PMC3253033/

[18] https://www.ncbi.nlm.nih.gov/pmc/articles/PMC4372387/

[19] https://pubmed.ncbi.nlm.nih.gov/32044947/

[20]    Diagnosis and Treatment of Parkinson Disease: A Review - PubMed
(nih.gov)

[21] Parkinson's disease: Mechanisms, translational models and management
strategies - PubMed (nih.gov)

[22]    Efficacy of Istradefylline, an Adenosine A2A Receptor Antagonist, as
Adjunctive Therapy to Levodopa in Parkinson's Disease: A Pooled Analysis of 8
Phase 2b/3 Trials - PubMed (nih.gov)

[23] https://www.ncbi.nlm.nih.gov/pmc/articles/PMC5610862/

[24] https://pubmed.ncbi.nlm.nih.gov/28150045/

[25] Facteurs alimentaires dans l'étiologie de la maladie de Parkinson - PMC (nih.gov)

[26] https://pubmed.ncbi.nlm.nih.gov/32044947/

[27] https://pubmed.ncbi.nlm.nih.gov/29141966/

[28] https://www.sciencedirect.com/science/article/abs/pii/S0166432816307495

[29] https://pubmed.ncbi.nlm.nih.gov/29867535/

[30] https://pubmed.ncbi.nlm.nih.gov/30405405/

[31] https://www.ncbi.nlm.nih.gov/pmc/articles/PMC5766597/

[32] https://www.ncbi.nlm.nih.gov/pmc/articles/PMC5856748/

[33] Dietary fibre intakes and reduction in functional constipation rates among Canadian adults: a cost-of-illness analysis - PMC (nih.gov)

[34] https://pubmed.ncbi.nlm.nih.gov/32956536/

[35] https://www.ncbi.nlm.nih.gov/pmc/articles/PMC5637834/

[36] https://pubmed.ncbi.nlm.nih.gov/28725472/

[37] https://pubmed.ncbi.nlm.nih.gov/28640632/

[38] https://pubmed.ncbi.nlm.nih.gov/32441566/

[39] https://pubmed.ncbi.nlm.nih.gov/32630250/

[40] https://pubmed.ncbi.nlm.nih.gov/32630250/

[41] Frontières | Le stress oxydatif dans la maladie de Parkinson : une revue systématique et une méta-analyse (frontiersin.org)

[42] https://pubmed.ncbi.nlm.nih.gov/31728499/

[43] https://pubmed.ncbi.nlm.nih.gov/31728499/

[44] https://pubmed.ncbi.nlm.nih.gov/27977429/

[45] https://www.ncbi.nlm.nih.gov/pmc/articles/PMC6747747/

[46] https://pubmed.ncbi.nlm.nih.gov/31684843/

[47] https://pubmed.ncbi.nlm.nih.gov/33434704/

[48] Effet de la nutrition sur les maladies neurodégénératives. Une revue systématique - PubMed (nih.gov)

[49] https://pubmed.ncbi.nlm.nih.gov/28320137/

[50] Micronutriments et risque de maladie de Parkinson - PMC (nih.gov)

[51] https://www.ncbi.nlm.nih.gov/pmc/articles/PMC6788237/

[52] https://pubmed.ncbi.nlm.nih.gov/29174025/

[53] https://www.heart.org/en/healthy-living/healthy-eating/eat-smart/fats/aturated-fats

[54] Dysphagie dans la maladie de Parkinson - PubMed (nih.gov)

[55] https://www.ncbi.nlm.nih.gov/pmc/articles/PMC5610862/

[56] https://www.ncbi.nlm.nih.gov/pmc/articles/PMC7280935/

[57] https://pubmed.ncbi.nlm.nih.gov/31407618/

[58] Systematic Review of the Relationship between Vitamin D and Parkinson's Disease - PMC (nih.gov)

[59] Diagnosis and Treatment of Parkinson Disease: A Review - PubMed (nih.gov)

[60] https://www.ncbi.nlm.nih.gov/pmc/articles/PMC6904341/

[61] https://pubmed.ncbi.nlm.nih.gov/25203492/

[62] Boxing for Parkinson's Disease: Has Implementation Accelerated Beyond Current Evidence? - PMC (nih.gov)

[63] Le BDNF ou facteur neurotrophique cérébral ou « brain-derived » est une protéine appartenant à la famille des neurotrophines – connue en anglais sous le nom de Brain-Derived Neurotrophique Facteur , d'où l'acronyme BDNF, ou plus brièvement abreneurin .

[64] https://jamanetwork.com/journals/jamaneurology/article-abstract/2664948?redirect=true

[65] https://pubmed.ncbi.nlm.nih.gov/23422464/

[66] https://pubmed.ncbi.nlm.nih.gov/21088118/

[67] https://www.ncbi.nlm.nih.gov/pmc/articles/PMC6904341/

[68] https://pubmed.ncbi.nlm.nih.gov/33103500/

[69] https://www.ncbi.nlm.nih.gov/pmc/articles/PMC6770017/

[70] L'hyposmie : un possible biomarqueur de la maladie de Parkinson - PubMed (nih.gov)

[71] Risque de Parkinson dans les troubles du comportement en sommeil paradoxal idiopathique - PMC (nih.gov)

[72] https://www.ncbi.nlm.nih.gov/pmc/articles/PMC3229252/

[73] https://www.torrinomedica.it/indicazioni/datscan-a-cosa-serve-come-si-usa/

[74] https://www.nejm.org/doi/10.1056/NEJMoa2202721

[75] https://nyulangone.org/doctors/1578911533/rebecca-lalchan

[76] https://www.ncbi.nlm.nih.gov/books/NBK482140/#:~:text=Levodopa%20is%20the%20precursor%20to,symptoms%20apparent%20in%20Parkinson%20disease .

[77] https://www.nia.nih.gov/health/parkinsons-disease#:~:text=The%20main%20therapy%20for%20Parkinson's,with%20another%20medication%20call%20carbidopa .

[78] https://www.ncbi.nlm.nih.gov/books/NBK554552/

[79] Approbation de la FDA pour Exablate Neuroéchographie | Insightec

[80] Il s'agit d'une structure sous-corticale du cerveau formée de deux segments adjacents, un externe, connu chez les rongeurs simplement sous le nom de globus pallidus, et un interne, connu chez les rongeurs sous le nom de noyau entopédonculaire . Il fait partie du télencéphale bien qu'il entretienne des liens fonctionnels étroits avec le sous-thalamus du diencéphale - tous deux font partie du système extrapyramidal.

[81] https://link.springer.com/articl e /10.1007/s11481-016-9720-7

[82] https://jamanet w ork.com/journals/jamaneurology/article-abstract/800654

[83] https: //movementdisorders.on linelibrary.wiley.com/doi/abs/10.1002/mds.25405

[84] https: //content.iospres s.com/articles/journal-of-parkinsons-disease/jpd171122

[85] https://pubmed.ncbi.nlm.nih.gov/35334877/

[86] https://pubmed.ncbi.nlm.nih.gov/30672512/

[87] https://pubmed.ncbi.nlm.nih.gov/32124682/

[88] https://pubmed.ncbi.nlm.nih.gov/31480294/

[89] https://pubmed.ncbi.nlm.nih.gov/29651972/

[90] https://pubmed.ncbi.nlm.nih.gov/21414422/

[91] https://pubmed.ncbi.nlm.nih.gov/32420816/

Printed in France by Amazon
Brétigny-sur-Orge, FR

19384244R00050